RAPPORT

SUR UNE

ÉPIDÉMIE DE ROUGEOLE

ET

CONSIDÉRATIONS GÉNÉRALES SUR CETTE MALADIE

A L'OCCASION DE L'ÉPIDÉMIE QUI A RÉGNÉ A VIC-FEZENSAC (Gers)

du 10 mars au 20 juin 1885

Par le Docteur PUJOS

Lauréat de l'Académie de médecine et du Comité supérieur d'hygiène de France

AUCH

IMPRIMERIE ET LITHOGRAPHIE J. CAPIN

1887

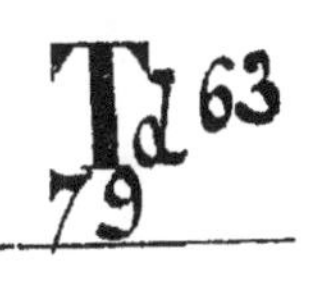

RAPPORT

SUR UNE

ÉPIDÉMIE DE ROUGEOLE

ET

CONSIDÉRATIONS GÉNÉRALES SUR CETTE MALADIE

A L'OCCASION DE L'ÉPIDÉMIE QUI A RÉGNÉ A VIC-FEZENSAC (Gers)

du 10 mars au 20 juin 1885

Par le Docteur PUJOS

Lauréat de l'Académie de médecine et du Comité supérieur d'hygiène de France

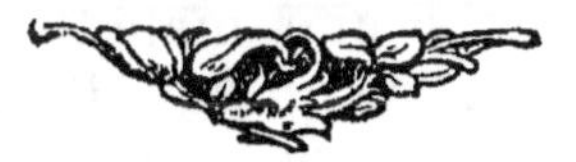

AUCH

IMPRIMERIE ET LITHOGRAPHIE J. CAPIN

—

1887

RAPPORT

SUR UNE

ÉPIDÉMIE DE ROUGEOLE

ET

CONSIDÉRATIONS GÉNÉRALES SUR CETTE MALADIE

« La maladie épidémique qui a régné en mars, avril, mai et juin à Vic-Fezensac (Gers), est la rougeole, affection exanthématique fébrile, contagieuse, caractérisée par des symptômes de catarrhe du nez, des bronches et du larynx et par une éruption tégumentaire de petites tàches rouges, irrégulières, disposées en zigzag, disparaissant par la pression et laissant toujours entr'elles un intervalle de peau saine.

» Quoique la rougeole soit, à juste raison, regardée généralement comme une maladie de l'enfance, elle n'épargne cependant aucun âge. L'épidémie qui règne actuellement sur le 13ᵉ régiment de chasseurs et sur le 88ᵉ régiment de ligne, en garnison à Auch ; celle qui sévit en ville ; enfin, l'épidémie de Vic-Fezensac qui fait l'objet principal de cette étude, l'ont surabondamment démontré... Et si, pour cette dernière épidémie, il y a eu un très grand nombre d'enfants atteints, je dois également signaler plusieurs cas de rougeole chez des adultes.

» *Un sexe est-il réellement, plutôt que l'autre, prédisposé à contracter la rougeole?*

» Ce qu'il y a de particulier dans cette épidémie de Vic-Fezensac, c'est qu'il y a eu un nombre beaucoup plus considérable de filles que de garçons atteintes par le fléau. Les hommes ont été épargnés ; mais les femmes ont largement payé le tribut à l'épidémie, puisque sur le nombre des malades féminins, trois ont succombé. On a, ce me semble, une explication assez facile de ce fait ; c'est que les femmes se constituent, presque toujours, les garde-malades de leurs enfants et qu'elles sont, par cela même, plus exposées à contracter la maladie que les hommes qui travaillent au dehors et qui souvent ne rentrent au logis que pour se coucher. Je donne, bien entendu, cette explication ou cette théorie pour ce qu'elle vaut. Je ne la crois pas dépourvue de fondement ; cependant, je n'y tiens pas trop, car elle n'explique pas pourquoi les petites filles ont été atteintes en plus grand nombre que les garçons, les habitudes étant jusqu'à sept ans à peu près semblables pour les deux sexes.

» *Aucun tempérament,* dans l'épidémie de Vic-Fezensac, *n'a été à l'abri de cette affection* et la préférence de la rougeole pour telle ou telle constitution a semblé nulle. Si les individus appartenant à la classe pauvre ou à la classe ouvrière ont été atteints en très grand nombre, il y a eu relativement moins de décès que dans la classe aisée. La position sociale a semblé avoir une influence fâcheuse, incompréhensible ; à l'inverse de ce qui se produit d'habitude, c'est la classe aisée qui a eu le plus grand nombre de décès.

» Il y a eu quelques malheurs à déplorer par suite de la triste et lamentable habitude qu'ont encore les populations de regarder la rougeole comme une maladie toujours bénigne et ne devant entraîner aucune complication dès que l'éruption est passée.

Si, au début de l'épidémie. un assez grand nombre d'enfants qui ont succombé, ont été emportés au moment de l'éruption ou pendant l'éruption de méningite, de laryngite striduleuse, le plus grand nombre est mort après l'éruption, d'entérite, d'hémorrhagie intestinale et principalement de *complications pulmonaires*.

» Le premier cas de mort a eu lieu le *20 mars* et le dernier le *15 juin*.

» L'épidémie a commencé le 10 mars, a duré tout le mois d'avril, de mai et jusque fin juin. Sa durée a donc été d'environ trois mois 1/2. Le mois d'avril a surtout vu l'épidémie dans son *augment*. Il y a eu *chaque jour un décès en moyenne* du 24 mars au 30 avril. Mes renseignements, bien contrôlés, m'ont appris que sur 170 à 180 rubéoleux environ, observés à Vic-Fezensac, il a été constaté 36 décès d'enfants; 34 à Vic-Fezensac même et 2 enfants tombés malades à Vic et transportés, et décédés ensuite, dans des communes voisines. Enfin 3 femmes. Total des décès 39.

» Si je consulte les principaux auteurs qui ont écrit sur cette maladie, je vois que la rougeole sporadique se montre dans toutes les saisons.

» Quant aux épidémies de rougeole, il est impossible de rencontrer plus d'opinions contradictoires. On a cité, en faveur de l'influence prépondérante de la saison froide, la statistique de Hirsch basée sur 309 épidémies de rougeole dont 190 ou les 2/3 ont sévi de décembre à mai et 119 seulement de mai à décembre. Mais d'autres auteurs, parmi lesquels Marc d'Espine, Forster à Dresde, ont indiqué que 40 0/0 des épidémies observées ont débuté en été, de juin à septembre. Que conclure de toutes ces observations, sinon ce fait négatif, déjà indiqué par Franck, qu'aucune saison ne prédispose spécialement à la rougeole. Quoiqu'il n'y ait donc rien de fixe, rien d'immuable, il semble, néanmoins, que le printemps et le froid humide favorisent, jusqu'à un certain point, ces épidémies. A ce sujet, je ferai observer que cette année le mois de mars a été froid, celui d'avril humide et à température extrêmement variable.

« *Que dire de la contagion ?*

» Tout le monde l'admet et dans l'épidémie dont je fais la relation on a pu dans beaucoup de familles suivre le point de départ de la maladie et la voir, pour ainsi dire, se communiquer d'une personne à une autre.

» X... est un propriétaire aisé qui a deux enfants, un garçon et une fille. Sa fille, âgée de 6 ans, est prise d'une violente rougeole. Le médecin, qui donne ses soins, fait aussitôt partir le garçon âgé d'un an et l'envoie à la campagne. La sœur guérit. Vingt jours après le début de la rougeole, le frère rentre à la maison et au bout de huit jours, il est aux prises avec une rougeole maligne qui le fait mourir.

» Nombre de faits de ce genre ont été observés, de sorte qu'il est difficile de dire jusqu'à quelle époque il est permis de mettre en communication un rubéoleux avec ses frères, sœurs, parents, amis ou connaissances.

» Sans que la question soit donc bien résolue, j'ai, néanmoins, indiqué *vingt-cinq jours*, à partir de la convalescence, comme la date qui m'a semblé pouvoir permettre le retour de l'enfant contaminé au milieu des autres enfants.

» Le caractère contagieux de la rougeole ne peut évidemment être nié. Je n'en veux pour nouvelle preuve que les nombreux faits qui ont été observés à Vic-Fezensac, ceux qu'on peut observer actuellement à Miélan et à Auch sur le 13ᵉ régiment de chasseurs et sur le 88ᵉ régiment de ligne, et la présence permanente de cette maladie dans les salles d'enfants des hôpitaux de Paris où elle atteint presque tous les enfants qui ne l'ont pas encore eue.

» Il est à remarquer qu'il est parfois difficile de voir là où commence la contagion et là où s'exerce seulement l'influence épidémique. Mais que des individus atteints de rougeole ou ayant séjourné près des rubéoleux émigrent et transportent cette maladie dans un pays ou dans une localité où elle ne sévissait pas auparavant, force sera bien d'admettre la contagion.

» En 1864, le docteur Pons, de Nérac, démontra, pour la scarlatine, la possibilité de la contagion par le médecin; sa personne avait apporté le contage dans une famille habitant une localité, éloignée de dix kilomètres de Nérac, et indemne de scarlatine. Le docteur Panum, l'éminent médecin de Copenhague, dont le monde savant regrette la perte toute récente, a également démontré, dans plusieurs cas, que la rougeole a été propagée par l'intermédiaire du médecin.

« Que d'hypothèses n'a-t-on pas élevées sur l'essence de ce principe contagieux ! Quelle que soit, d'ailleurs, sa nature, il faut reconnaître qu'il est très volatil et qu'il est susceptible d'être transporté à d'assez grandes distances par les vêtements, les meubles, les lettres, etc..... enfin, qu'il pénètre dans l'économie soit par les pores de la peau, soit par les poumons ; je ne crois pas à son développement spontané.

«Comme d'habitude, dans les épidémies de rougeole, les écoles ont été, à Vic-Fezensac, les principaux centres de propagation de la maladie et une des grandes causes de sa dissémination.

« Voici, d'après la note qui m'a été remise par MM. les Directeurs et Directrices des écoles de Vic-Fezensac, les enfants qui ont été atteints de rougeole et le nombre de ceux qui sont morts par suite de l'épidémie :

	MALADES	DÉCÉDÉS
Ecole communale de garçons	30	1
Ecole communale de filles	35	1
Couvent	46	5
Pension Lian	8	3
Pension Barbé	»	»
Ecole St-Joseph	4	»
TOTAUX	123	10

« Cent vingt-trois cas de rougeole dans les écoles et 10 décès ! Et ce chiffre considérable ne s'est certainement produit que parce que le licenciement de ces écoles n'a pas eu lieu dès que l'épidémie y a fait sa première apparition.

« *Que faut-il penser de l'inoculation ?*

« Home, dit-on, la pratiqua pour la première fois en 1758. Ce fut l'inoculation de la variole qui conduisit l'observateur écossais à pratiquer cette opération.

« En considérant, dit-il, combien la rougeole est
« dangereuse dans quelques saisons, combien elle est
« funeste à plusieurs personnes qu'elle fait périr
« même dans les épidémies les plus bénignes ; enfin
« combien elle est nuisible aux yeux et aux poumons,
« j'ai cru que je rendrais un service important à
« l'humanité si je parvenais à la rendre plus douce
« et moins dangereuse par le moyen que les Turcs
« ont imaginé pour rendre la petite vérole moins
« cruelle. »

« Spéranza répéta, avec succès, lors d'une épidémie de rougeole qui eût lieu à Milan en 1822, les expériences de Home. En 1842, Katona en Italie, Mayr à Vienne en 1852, eurent également des succès. Toutes ces expériences ont démontré que c'est le sang et les diverses sécrétions qui renferment le contage. Mais elles n'ont pu faire que la méthode passât dans la pratique et cela, malgré que sur cent individus inoculés avec du sang et des larmes de sujets atteints de rougeole, on ait réussi 93 fois à produire une rougeole bénigne.

« *La rougeole peut-elle se montrer plusieurs fois sur le même sujet ?*

« Rosen assure n'avoir jamais vu de récidives. Mais la plupart des auteurs en citent des cas non contestables. Trois faits non douteux de récidive ont été récemment observés à Auch. La récidive a été beaucoup plus grave que la première atteinte de la maladie qui remontait toujours à un ou deux mois. Sans doute, parmi les observations rapportées par les auteurs comme exemples de récidives il en est dont on ne doit pas tenir compte parce que la rougeole y est évidemment confondue avec la roséole. Mais trop de médecins, dont les lumières et le talent d'observation ne sauraient être révoqués en doute ont également vu la rougeole récidiver. (Blache, Guersant, Cazeneuve.) Home a vu dans l'épidémie d'Edimbourg la rougeole se produire jusqu'à trois fois sur le même sujet. Il y a donc lieu de conclure que la récidive peut avoir lieu, mais qu'elle est assez rare et qu'on ne saurait ajouter foi à toutes les observations qui ont été données par quelques auteurs.

« La rougeole n'avait pas fait son apparition *depuis quinze ans* à Vic-Fezensac.

« La population de ce chef-lieu de canton est de 4195 habitants. La mortalité annuelle est de 100 décès en moyenne.

« L'épidémie actuelle a atteint : *Cent quatre-vingt sujets environ.*

« Il y a eu *trente-neuf décés :* 36 enfants et 3 femmes ; c'est presque le quart des malades atteints. — Ce chiffre est énorme étant donné la proportion de mortalité habituelle de 4 % dans les épidémies de rougeole.

« Le sexe, l'âge, la situation de fortune des décédés et la date des décès sont les suivants :

SEXE.	AGE.	SITUATION DE FORTUNE	DATE DES DÉCÈS
Féminin. . .	7 ans.	Aisée.	24 mars.
Féminin. . .	1 mois. . . .	Pauvre. . . .	26 —
Féminin. . .	7 ans. . . .	Aisée.	30 —
Féminin. . .	3 mois . . .	Médiocre. . .	1er avril.
Masculin. . .	5 ans.	Pauvre . . .	2 —
Féminin. . .	5 —	Aisée.	2 —
Féminin. . .	5 —	—	2 —
Masculin. . .	8 mois. . . .	—	4 —

Féminin...	8 mois ...	Aisée	6 avril.
Masculin...	5 ans....	—	6 —
Masculin...	6 —	—	6 —
Féminin...	3 —	—	9 —
Masculin...	4 —	Pauvre....	15 —
Masculin...	2 —	—	15 —
Féminin...	3 —	Aisée.....	16 —
Féminin...	5 — .., .	Très aisée ..	16 —
Féminin...	2 —	Aisée.....	16 —
Masculin...	2 —	—	17 —
Féminin...	9 mois ...	Pauvre....	18 —
Masculin...	8 —	Aisée.....	18 —
Masculin...	8 —	Médiocre. , .	21 —
Féminin...	1 an......	— ...	23 —
Masculin...	5 mois ...	— ...	24 —
Féminin...	8 —	Aisée.....	25 —
Féminin...	1 an....	—	27 —
Masculin...	18 mois....	—	28 —
Masculin...	15 jours ...	Pauvre....	28 —
Masculin...	8 mois....	Aisée.....	8 mai.
Féminin...	1 an.....	Médiocre...	9 —
Masculin...	15 mois....	Pauvre....	21 —
Masculin...	4 ans. ...	Aisée.....	13 —
Féminin...	18 mois....	—	28 —
Masculin...	6 mois. ...	Pauvre....	15 Juin.

Total : 15 garçons et 17 filles, plus 2 filles décédées hors de Vic-Fezensac.

	42 ans.	Aisée.....	16 avril.
Femmes....	22 —	—	17 —
	39 —	Pauvre....	18 —

Total.... 3 femmes.

« Cette épidémie a eu une physionomie particulière. Dès le début, elle a pris une extension considérable et un caractère de gravité qui n'est pas ordinaire. Aucun quartier de la ville de Vic-Fezensac ni de la banlieue n'en a été exempt et, comme nous venons de le voir, la mortalité s'est appesantie plus particulièrement sur la classe aisée. Encore là, probablement, un effet du déplorable préjugé qu'il faut de toute nécessité calfeutrer, hermétiquement, les enfants atteints de rougeole, les couvrir de monticules de couvertures, les gorger de boissons chaudes et stimulantes ; en un mot, ce qui est absurde, produire une sueur exagérée qui affaiblira le malade et pourra produire, au moindre refroidissement, une répercussion des plus funestes sur l'appareil respiratoire et sur les organes splanchniques. Ce doit être, très probablement, une des causes de la grande mortalité observée, sur la classe aisée, dans cette épidémie de Vic. Je ne sais trouver d'autre explication. Les pauvres, moins précautionnés, moins emprisonnés sous leurs couvertures, dans leurs misérables logements un peu ouverts à tous les vents, ont, peut-être, dû à la facilité de pénétration d'un air pur la production de sueurs moins exagérées et des complications pulmonaires moins graves et partant moins de décès.

« Parmi les imprudences produites, sous l'influence des déplorables préjugés qui ont encore cours dans nos campagnes, on m'a signalé qu'une pauvre enfant de deux ans a été fortement serrée et cousue dans des couvertures *rouges*. Presque inutile d'ajouter qu'il faut la compter parmi les victimes. Les couvertures *rouges dans la rougeole* ont des vertus mirifiques, d'après les commères du pays ; et malgré les dénégations des médecins, beaucoup de familles enveloppaient quand même et serraient à étouffer presque tous les enfants dans une étoffe de laine rouge !

« Certains enfants ont offert les phénomènes normaux et bien tranchés de la maladie ; c'est-à-dire qu'après une incubation variable, mais qu'il nous a été possible de fixer *à 12 ou 14 jours*, les malades accusaient les signes normaux de la maladie : fièvre, effusion des larmes, éternûment, toux rauque. Bientôt apparaissait l'éruption avec ses caractères particuliers. La desquamation furfuracée, épiphénomène sans importance, arrivait ensuite à son temps et à part le catarrhe classique, mais bénin, tout se passait à merveille.

« Mais malheureusement, il n'en était pas toujours ainsi : L'éruption était parfois irrégulière, retardée. Trop souvent alors, de terribles complications surgissaient. A la période prodromique on observait de la laryngite striduleuse, de la diphtérie, des convulsions. Plus tard, la complication d'éruptions pétéchiales se montrait, prenant quelquefois l'aspect de l'exanthème du typhus. Alors des hémorrhagies intestinales n'étaient pas rares, l'apparition des pétéchies faisait présager la terminaison fatale. Mais les complications qui, pendant ou après l'éruption, ont le plus souvent causé la mort sont les *bronchites capillaires* et les *broncho-pneumonies*. Ces affections devenaient rapidement très graves par leur intensité et emportaient dans quelques heures les petits malades. Beaucoup d'enfants, dit le docteur Pérès dans un rapport adressé à M. le Préfet, ont péri en quelque sorte asphyxiés, ne pouvant se débarrasser des mucosités épaisses qui obstruaient les voies respiratoires.

« On peut juger par les chiffres que nous avons donnés plus haut que l'épidémie s'est montrée très grave et qu'elle a fourni un contingent considérable à la mortalité. Mais, nous le répétons, c'est surtout aux complications thoraciques qu'elle a été redevable de cette léthalité. La bronchite capillaire surtout a été extrêmement meurtrière. Elle s'est abattue sur les malheureux morbilleux tout le temps de l'épidémie. Vers le quatrième ou le cinquième jour de l'éruption, les malades étaient pris d'une recrudescence de catarrhe. Le lendemain, malgré un vomitif, la bronchite se généralisait, un deuxième vomitif ne produisait déjà plus d'évacuations et deux ou trois jours après, le malade succombait, paisiblement asphyxié, sans que ventouses, vésicatoires, saignées, retardassent d'une heure l'évolution fatale de la maladie.

« Dans l'énumération des complications de cette épidémie de rougeole, je ne dois pas omettre l'épistaxis, phénomène qui a pris parfois des proportions compromettantes pour la vie ou du moins nuisibles par leur action débilitante sur l'organisme. Les trois femmes décédées ont été emportées, l'une par la pneumonie, l'autre par la bronchite capillaire, la troisième, accouchée depuis 15 jours, est morte de bronchite et d'accidents inflammatoires péritonéaux.

« La scarlatine qui régnait à la même époque sur plusieurs points du département et particulièrement à Lectoure et à Auch, spécialement sur le 88ᵉ régiment de ligne, a fait, à Vic-Fezensac, une fois son apparition sur le même sujet en même temps que la rougeole. Les deux maladies ont pour ainsi dire marché ensemble. On remarquait quelques faibles symptômes de coryza, d'éternûment, de larmoiement, de bronchite. Mais l'angine dominait toute la scène. Quant à l'éruption, le pointillé de la scarlatine se montrait sur certaines parties du corps, tandis que les plaques ou les tâches de rougeole se produisaient sur d'autres. Il n'y a pas eu de complications redoutables à déplorer dans ce cas intéressant.

« Dans cette épidémie, je n'ai pas eu encore à me prononcer sur l'influence de la rougeole sur les tubercules pulmonaires. Aucun de mes confrères n'a eu à signaler un fait relatif à cette influence. Néanmoins, je persiste à dire, comme je le faisais il y a quelques années dans un rapport, que la rougeole est préjudiciable aux tuberculeux et hâte leur mort et que souvent la rougeole est le coup de fouet qui fait éclater la tuberculisation.

« C'est le 27 avril seulement, en présence de la marche toujours croissante de l'épidémie et de son extrême gravité, que M. le maire de Vic-Fezensac demanda à M. le Préfet de vouloir bien envoyer, dans sa commune, le médecin des épidémies pour étudier, de concert avec ses confrères, les causes et les symptômes de la maladie et essayer de l'enrayer en indiquant le genre de traitement nécessaire et les mesures générales d'hygiène à appliquer.

« C'est le 2 mai, seulement, que l'administration préfectorale pût me communiquer la lettre de M. le Maire de Vic-Fezensac, avec un rapport très succint de M. le docteur Pérès, et qu'elle m'invita à me rendre dans cette localité.

« Le lendemain 3 mai, je m'y transportai. M. le Maire averti la veille de ma visite, avait bien voulu convoquer, à cette occasion, MM. les médecins de la ville. Le plus grand nombre avaient bien voulu répondre à cette invitation. Je crus devoir tout d'abord déclarer que M. le Maire aurait bien dû faire connaître à l'administration, depuis plusieurs jours, l'existence de cette grave épidémie et ne pas attendre que ses administrés fussent entièrement effrayés pour réclamer à M. le Préfet la présence du Médecin des épidémies. J'ai eu à constater, trop souvent, que lorsqu'une épidémie éclate dans une commune le Maire n'a pas de plus grand souci que de la dissimuler. Pendant ce temps, les mesures générales d'hygiène, essentielles à prendre, sont retardées par l'administration municipale et la maladie a tout le temps de s'étendre de proche en proche et de faire de cruels ravages.

« Presque tous les renseignements consignés dans mon rapport m'ont été gracieusement fournis par les honorables praticiens de Vic-Fezensac et par les bureaux de la mairie de cette ville. Mes confrères ont eu l'extrême obligeance de me conduire auprès de tous leurs malades atteints à ce moment par l'épidémie.

« J'ai dit que les écoles avaient été seulement licenciées depuis peu de jours. Je n'ai donc eu qu'à constater les faits déjà observés par mes confrères tout en regrettant que le licenciement n'ait pas été effectué dès le début de l'épidémie.

« Pour le traitement, je n'ai rien eu de particulier à recommander ; les complications étant traitées avec intelligence et opportunité, d'après les méthodes scientiques les plus rationnelles.

« J'ai cru, cependant, d'accord avec les médecins de Vic-Fezensac, devoir engager la municipalité de cette ville à faire exécuter, autant qu'il serait possible, les mesures d'hygiène urgentes qui suivent :

« 1° — Isoler ou engager les familles à isoler tout enfant ou adulte atteint de rougeole.

« 2° — Eviter l'encombrement de la pièce où se trouve un malade, l'aérer, autant que faire se pourra, en évitant les courants d'air.

« Si le temps est doux, ouvrir même les fenêtres de dix heures du matin à quatre heures du soir dans cette saison, à la condition que la température de la chambre ne descendra pas au-dessous de 15°.

« 3° — Désinfecter les chambres où auront séjourné les enfants ou les adultes atteints de rougeole ainsi que les vêtements et la literie au moyen des mesures suivantes :

« Faire brûler, par mètre cube de local, 30 grammes de soufre et laisser ce local hermétiquement fermé pendant 24 heures. L'aérer largement ensuite et ne le réoccuper que douze heures après.

« Pour favoriser la combustion du soufre, l'arroser préalablement d'alcool. Ces mesures de désinfection doivent surtout être appliquées dans les écoles contaminées qui ont été licenciées.

« 4° — Empêcher le retour des enfants malades à l'école avant 25 jours écoulés à partir de la convalescence et, si les enfants ne sont pas atteints de bronchite, faire précéder ce retour d'un *bain savonneux*.

« 5° — Si des cas de rougeole se produisaient chez les enfants qui fréquentent encore les écoles qui n'ont pas été contaminées jusqu'à ce jour, les faire licencier de suite.

« 6° — Les mesures générales d'hygiène, bonnes en tout temps, ne doivent surtout pas être oubliées en temps d'épidémie.

« On devra surveiller, d'une façon particulière, la propreté de la voie publique, des habitations, des latrines, des écuries, des porcheries et tous autres locaux dont la salubrité laisserait à désirer.

« Le 30 mai, j'ai eu l'occasion de revenir à Vic-Fezensac où j'ai pu constater que les mesures d'hygiène que j'avais prescrites avaient été *modérément appliquées*. On avait fait, paraît-il, tout ce qu'il était possible de faire et *ce tout* était encore bien insuffisant. Mais, qui ne sait combien la routine et l'indifférence, dans les familles comme dans les municipalités, ont encore une action incompréhensible mais évidente ? Aussi, ne suis-je pas trop surpris en apprenant que le 28 mai un nouveau décès a eu lieu et que le 11 et le 15 juin deux autres décès par rougeole sont encore constatés.

« Aujourd'hui, 15 juillet, j'apprends, avec satisfaction, qu'aucun nouveau cas de rougeole n'a été observé depuis plusieurs jours à Vic ; que la situation sanitaire de cette ville est tout à fait bonne, depuis une vingtaine de jours. On peut donc considérer l'épidémie de rougeole comme ayant pris fin vers le 20 juin environ.

« Auch, le 25 juillet 1885.

« Dr J. Pujos. »

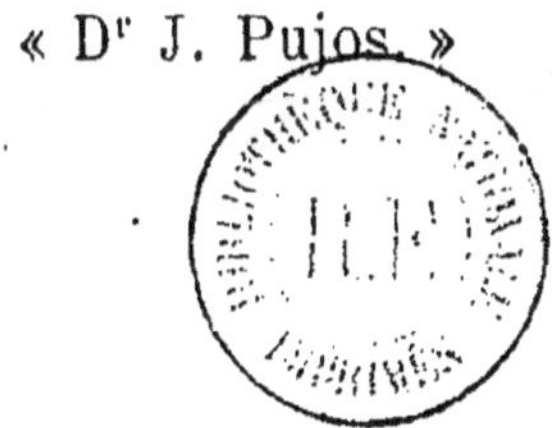